アナウンサー 沼尾ひろ子の

認知症予防のための音読ブック

アナウンサー / ナレーター / 朗読家 / 声とことばのトレーナー
沼尾ひろ子

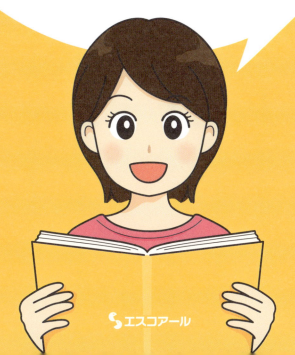

エスコアール

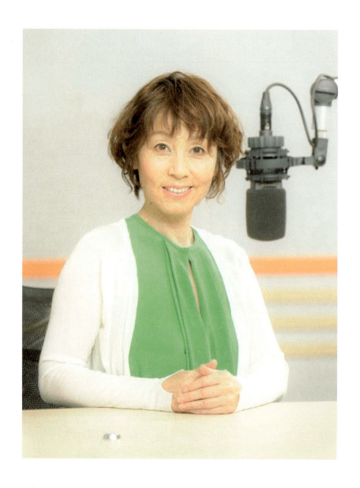

Profile 沼尾 ひろ子 Hiroko Numao

アナウンサー／ナレーター／朗読家／声とことばのトレーナー

「ひるおび！」「ブロードキャスター」「2時っチャオ！」「ジャスト」（TBSテレビ）「吉田照美のやる気MANMAN！」（文化放送）等デイリー生放送番組を三十余年に渡り担当。2006年突然脳梗塞に見舞われ失語症となったが懸命のことばのトレーニングを経て放送業界に復帰。復帰の最大の決め手となった朗読を、独自の世界観でYouTube等ソーシャルメディア「ナレーター沼尾ひろ子の朗読の世界」にて日本文学、古典、神話、世界の名作など1000作品以上を日本国内のみならず海外に配信。「声とことばの学校」を主宰。沼尾式音読体操で認知症予防を推進。世界脳卒中機構パーソナリティーとしての活動が高く評価され、2017年日本脳卒中協会サノフィ賞を受賞。

ごあいさつ『音読が私の人生を変えた』

　だれでも、笑顔で自分らしく幸せに生きたいと思いますよね。すきなことを楽しみなが
ら毎日を明るく過ごしたい。いつまでも知的好奇心をもちながら、やりたいことを実践す
る。気の合った友人とごはんを食べたりおしゃべりしたり、旅行したり。それには、健康
が一番大事なのは言うまでもありません。そこで、イチオシなのが、音読なのです。なぜ、
音読がイチオシと自信をもっておすすめできるのか私自身のことを少しお話しします。

　夢が叶ってアナウンサーとなり、テレビの情報生番組のナレーションを担当して、気が
つくと人生の半分が過ぎました。とにかく毎日が、瞬時に渡された原稿を映像に合わせて
正しい滑舌で読むスリリングな日々、充実した日々を送っていました。ところが突然、脳
梗塞を発症し失語症となってしまいました。本や新聞の文字が頭に入ってこない。文を声
に出して読むこともうまくできないし、テレビを観てもわからない。メールも打てない。
何か伝えたくても言葉が浮かんでこない。私は自分がみじめで、ひきこもってしまいました。

　ある日、母が通う地域の朗読サークルに誘われました。そこで出会ったのが「フランダー
スの犬」。楽しそうに練習しているみなさんを見ているだけで心が氷解していきました。でも、
それだけではなかったのです。欠員の代役を突然頼まれて私は窮地に陥りました。ああど
うしよう。たった３つの短い台詞。でも……。こんなに待ち望まれてるんだ、やってみよ
う。こんなにドキドキしたことは生放送の現場でもありませんでした。第一声がちゃんと
声になって教室に響いたとき、みなさんが、喜んでくれたとき、うれしくてうれしくて涙
が出ました。

　人生のすべてをあきらめかけた私に、ことばで伝える喜びをもう一度気づかせてくれました。
　その日から私は、目についた文字を声に出す、文章を声に出して読む。音読を始めまし
た。そうやって日を重ねていき、いつしか笑いながら、楽しく、音読していることに気が
つきました。そして、ついに生放送の現場に復帰を果たしたのです。伝える喜びを知った
ことは大きな力となりました。

　音読が、私の人生を変えてくれたのです。
　音読には、心と体が健康になるすべてが詰まっています。
　だれもが年を重ねていく。自分らしく、やりたいことがやれる、笑顔で毎日が過ごせる、
音読をとおして、元気で素敵な笑顔の人が増えてくれればこんなうれしいことはありません。
　音読で、あなたの人生をきらめかせてください。

沼尾ひろ子

このテキストは

アナウンサー沼尾ひろ子が認知症予防のために作った音読体操のテキストです。

音読体操第1「体を使ったトレーニング」、音読体操第2「声を使ったトレーニング」、音読体操第3「朗読でトレーニング」の三部構成となっています。

音読体操第1はYouTube動画と連動してわかりやすくなっています。スマホやタブレットでQRコードを読み取ると、専用のYouTubeページに入ることができます。

沼尾ひろ子の音読トレーニングとは？

沼尾式音読体操はズバリ！　楽しいです。

音読体操第1は体を使ったトレーニングです。体操には愉快な名前がついていてイメージしながら楽しく行えます。

音読体操第2は声を使ったトレーニングです。おもしろい文章を楽しく声に出してトレーニングできます。

音読体操第3は朗読でトレーニングします。人気の名作を登場人物になりきって朗読することで、気持ちも弾んで楽しく行えます。

楽しい気持ちや笑うことは認知症予防にとても大切な要素です。

沼尾式音読体操を楽しみながら行ってください。

こんな人におすすめ

★最近名前が出てこない

★物忘れが気になっている

★楽しく認知症予防したい

★認知症になりたくない

★いつまでも若々しくいたい

★素敵に年を重ねたい

★健康な毎日を送りたい

★きらめく人生を送りたい

★人のためになりたい

★コミュニケーション力を高めたい

★朗読をしてみたい

★読み聞かせをしたい

★文学作品に触れてみたい

沼尾式音読の7つのよいこと

1 健康な身体をつくります！
呼吸体操や舌の体操によって健康を維持します。

2 頭のトレーニングになります！
文字を読んで理解し声に出し脳を積極的に使います。

3 ストレスが発散しポジティブに！
声を出すことでストレス解消しポジティブになります。

4 笑顔になります！
楽しく行うので自然と笑顔になります。

5 向上心が生まれます！
目標が生まれ生きがいとなります。

6 友人・仲間ができます！
音読教室に通うとコミュニケーションの機会が増えます。

7 お金がかかりません！
この本一冊あれば、あとは声を出すだけ。気軽に行えます。

●●●●● 目次 ●●●●

ごあいさつ『音読が私の人生を変えた』	3
このテキストは	4
沼尾ひろ子の音読トレーニングとは？	4
こんな人におすすめ	4
沼尾式音読の7つのよいこと	5

沼尾式音読体操 第1 体を使ったトレーニング　9

① 準備体操　11

（基本の姿勢）マリオネット体操	12
（体幹をつくる）かかし体操	14
（準備体操）プラス1センチのびのび体操	16
（首周りの準備体操1）鶴の首体操	18
（首周りの準備体操2）ハテナ体操	20

② 呼吸の体操　23

ハの字体操	24
ガイコツ体操	25
風船体操	26

③ 舌の体操　29

あっかんべー体操	30
ののじ体操	32

④ 変顔体操　33

目パチ	34
鼻の下伸ばし	36
笑うチンパンジー	37
おどけるチンパンジー	38
タコの口	40
怒ったフグ	42
はみがき	43

⑤口の形の体操 －ぱぱだいすき体操－ 45

パパァ♡！ 46

だいすきィ！ 48

アイ ラブ ユゥ 50

え～！？ 51

ホォ ホォ ホォ 52

⑥声の体操 －ぴ～ぱ体操－ 53

ぴ～ぱ 54

き～きゃ 56

み～ま 58

沼尾式音読体操 第2　声を使ったトレーニング　61

---

①あいうえお体操 63

（基本の練習）あいうえお 64

（応用の練習）リズムにのってあめんぼ赤いな 66

②おもしろ文で音読発声トレーニング 67

ア行の音読 68

カ行の音読 70

サ行の音読 72

タ行の音読 74

ナ行の音読 76

ハ行の音読 78

マ行の音読 80

ヤ行の音読 82

ラ行の音読 84

ワ行の音読 86

沼尾式音読体操 第3 朗読でトレーニング　　89

なりきり名作朗読の練習のしかた ……………………………………………… 91

怪人二十面相 江戸川乱歩 …………………………………………………… 92

手袋を買いに 新美南吉 ……………………………………………………… 94

菜穂子 堀辰雄 ………………………………………………………………… 96

夕霧の中 山本周五郎 ………………………………………………………… 98

三国志 吉川英治 …………………………………………………………… 100

坊っちゃん 夏目漱石 ……………………………………………………… 102

杜子春 芥川龍之介 ………………………………………………………… 104

走れメロス 太宰治 ………………………………………………………… 106

高瀬舟 森鴎外 ……………………………………………………………… 108

源氏物語 桐壺　紫式部　与謝野晶子訳 ………………………………… 110

銀河鉄道の夜 宮沢賢治 …………………………………………………… 112

枕草子 春はあけぼの　清少納言 ………………………………………… 114

Concluding Remarks　辰巳 寛（愛知学院大学健康科学部）………………… 117

沼尾式音読体操
第1

体を使った
トレーニング

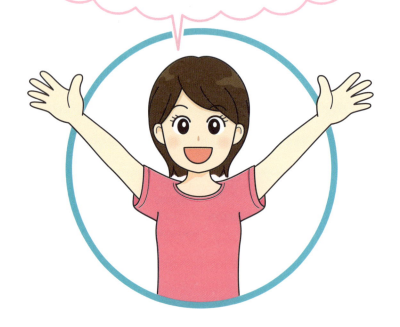

沼尾式音読体操 第1

体を使ったトレーニング

① 準備体操

まずは、しっかりした声を出すための準備体操です。

① 準備体操 　基本の姿勢　マリオネット体操

声を出すための基本の姿勢を作りましょう。
マリオネット（操り人形）になったイメージで行ってください。

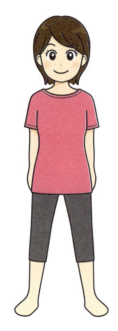

1 両足を肩幅に開き、リラックスして立ってください。

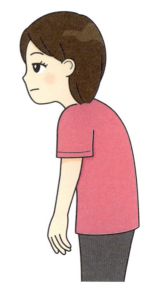

2 だら～んと、だらしなく背中を丸めます。

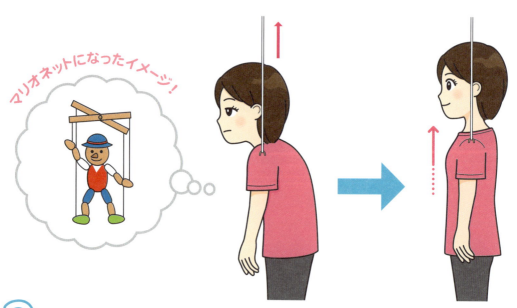

マリオネットになったイメージ！

3 肩についている糸が引っ張られるように、徐々に姿勢を正してください。

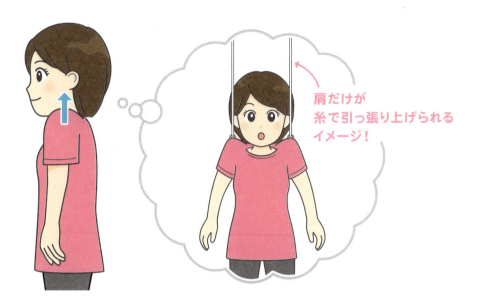

 肩を持ち上げます。

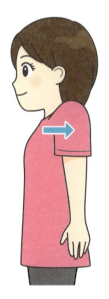

5 持ち上げた肩を、うしろに平行移動させます。

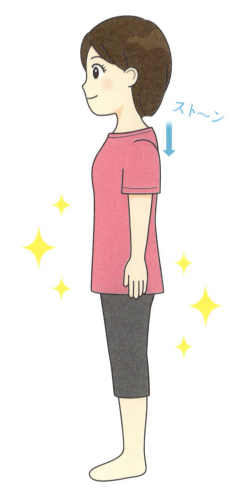

6 ストーンと肩を下ろします。これが基本姿勢です。

体幹をつくる かかし体操

片足ずつ立ってバランスをとってみましょう。
かかしになったイメージで行ってください。

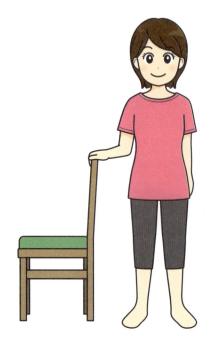

1 椅子(または壁)の横に立って、右手で身体を支えます。

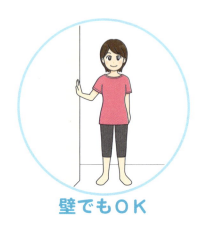

壁でもOK

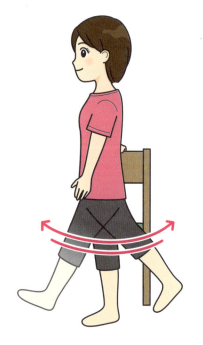

2 左足を前後にブラブラ動かします。

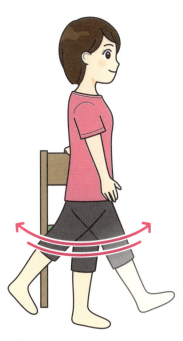

③ 左手で身体を支え、右足を前後に動かします。

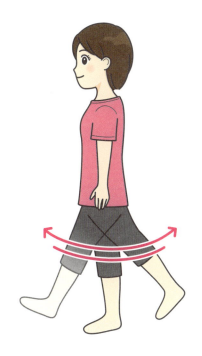

④ 慣れてきたら椅子・壁から手を離して行ってみましょう。

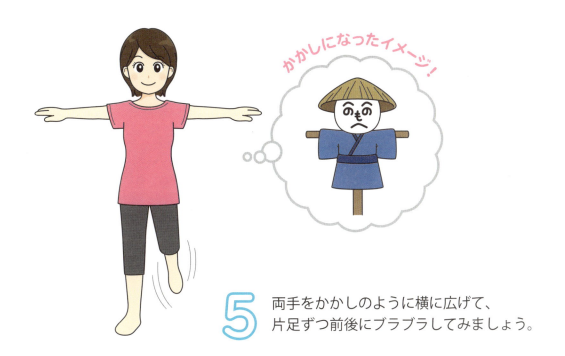

かかしになったイメージ！

⑤ 両手をかかしのように横に広げて、片足ずつ前後にブラブラしてみましょう。

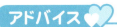

立っているほうの足に重心を寄せると、まっすぐ立ちやすくなります。

① 準備体操　　準備体操　プラス1センチのびのび体操

呼吸と一緒に身体を伸ばしましょう。

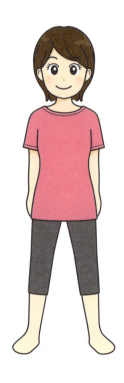

1 足を肩幅に開き、リラックスして立ちます。

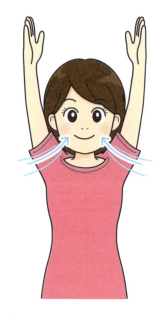

2 鼻から息を吸いながら、腕をまっすぐ上に伸ばします。

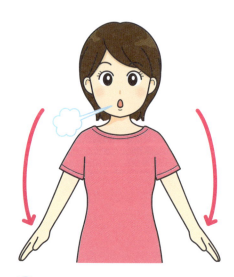

3 口から息を吐きながら、腕を下ろします。

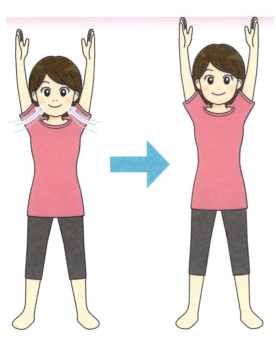

4　鼻から息を吸いながら、腕をまっすぐ上に伸ばしたら、さらに1センチ伸ばします。

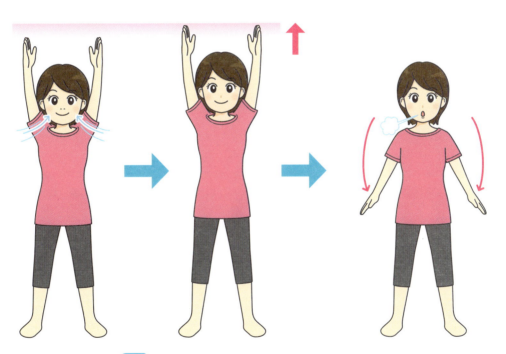

5　②→④→③の順番で繰り返します。

アドバイス
腕がまっすぐ上がらない人は、上がるところまででよいのでやってみましょう。
立って行うのが難しい方は、椅子に座って行いましょう。

① 準備体操

首周りの準備体操1 鶴の首体操

首の周りをほぐしていきましょう。鶴になったイメージで行ってください。

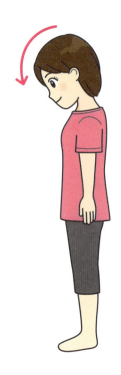

1 首を前へ倒し、つま先を見ます。

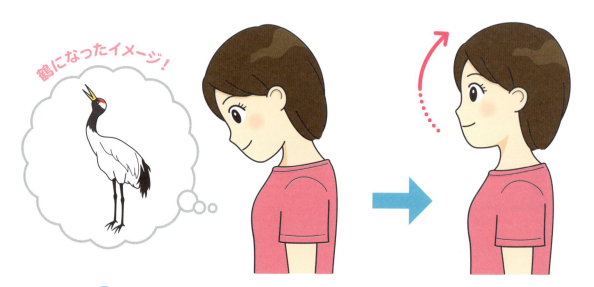

2 首のうしろがピーンと張ったと感じたら、ゆっくり元に戻します。

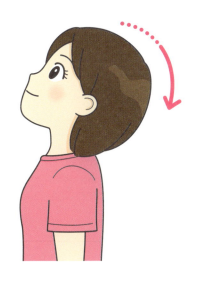

③ 首をうしろにゆっくり倒します。

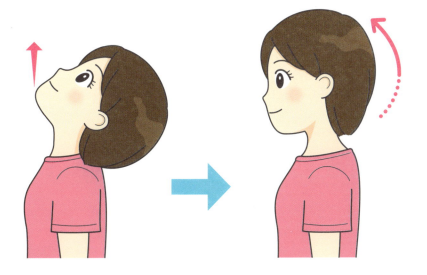

④ 顎を天井に突き刺すように上げ、首の前側がピーンと張ったと感じたら、ゆっくり元に戻します。①〜④を３回繰り返します。

アドバイス

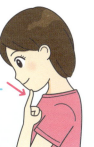
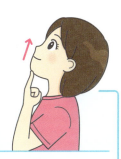

人差し指で顎を押し、前後に倒す誘導をすると、しっかり首筋が伸びます。

勢いよく続けて前後に倒すのではなく、ゆっくり行います。
首を元に戻したときに視線はまっすぐ前を見ます。視線を定める目標を決めておくとよいでしょう。立って行うのが難しい方は、椅子に座って行いましょう。

① 準備体操 | 首周りの準備体操2 | ハテナ体操

「ハテナ？」と言いながら首を左右に傾けましょう。

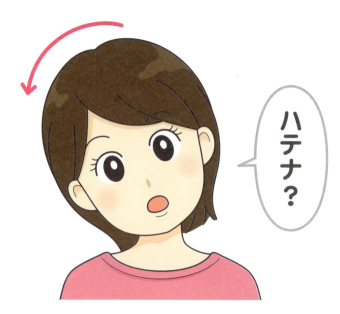

1 「ハテナ？」と言いながら、首を右に傾けます。

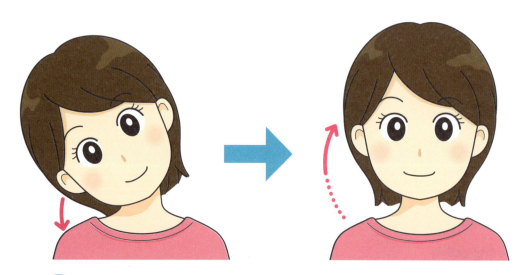

2 耳が肩につくように意識し（実際にはつきません）、首の左側がピーンと張ったと感じたら、ゆっくり元に戻します。

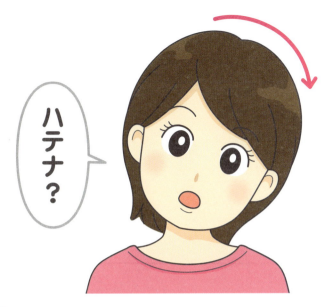

3 「ハテナ？」と言いながら、首を左に傾けます。

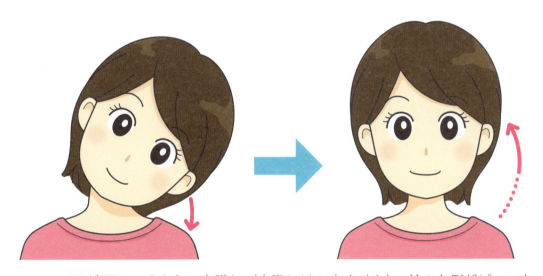

4 耳が肩につくように意識し（実際にはつきません）、首の右側がピーンと張ったと感じたら、ゆっくり元に戻します。
左右3回繰り返します。

アドバイス

勢いよく続けて左右に倒すのではなく、ゆっくり行います。
首を元に戻したときに視線はまっすぐ前を見ます。視線を定める目標を決めておくとよいでしょう。立って行うのが難しい方は、椅子に座って行いましょう。

沼尾式音読体操 第1
体を使ったトレーニング

② 呼吸の体操

呼吸の体操でしっかりした声を出すための身体作りをしましょう。

② 呼吸の体操

ハの字体操

両手でハの字を作って、呼吸してみましょう。

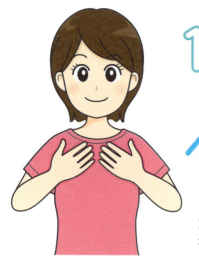

1　両手をハの字にし、中指が鎖骨に触る位置に軽く当てます。

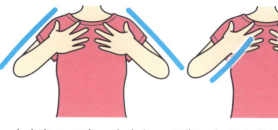

大きなハの字、小さなハの字になるように鏡を見て行ってください。

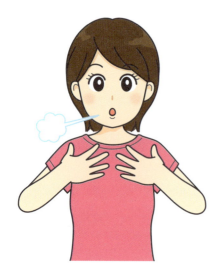

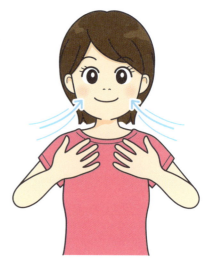

2　口から息を吐ききります。
息を吐くとき、ハの字に当てた手のひらで胸を軽く押します。

3　鼻から息をゆっくり吸い込みます。
ハの字に当てた手のひらが盛り上がることを意識します。
②、③を繰り返します。

アドバイス

両手をハの字にすることが難しい方は、手が上がる、または指が開くところまででかまいません。息を吐くときは脇が締まりすぎないように、息を吸うときは肩が上がらないように、自然なハの字をキープしてください。

ガイコツ体操

② 呼吸の体操

ガイコツになった自分をイメージして呼吸してみましょう。

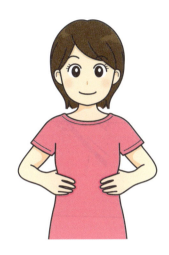

1 両脇の肋骨のところを両手で挟みます。

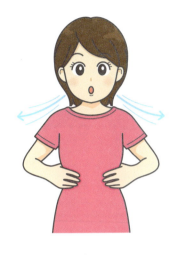

2 口から息を吐ききります。挟んだところがしぼんだことを指で感じ取りましょう。

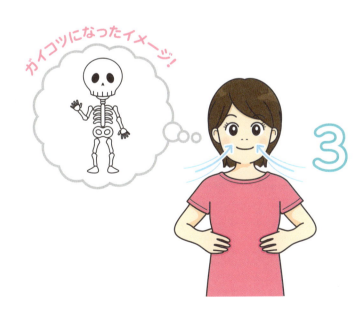

3 鼻から息をゆっくり吸い込みます。挟んだところが膨らんだことを指で感じ取りましょう。
②、③を数回繰り返します。

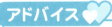

挟んだ背中側の親指も、膨らむ、しぼむことを感じ取りましょう。

風船体操

お腹の風船を膨らませるつもりで呼吸しましょう。

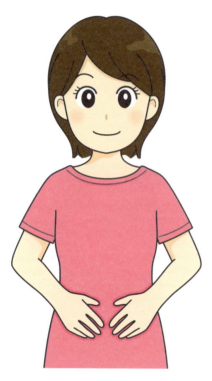

1 両手でお腹（おへその下）に手を当てます。

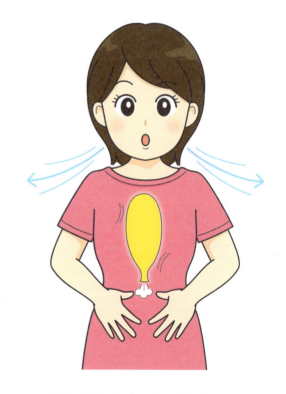

2 口から息を吐ききります。風船がしぼむようにお腹を引っ込めます。

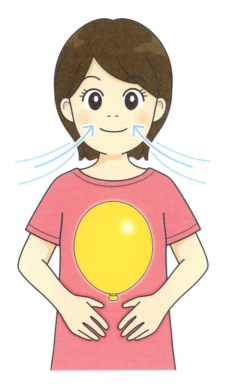

3 鼻から息をゆっくり吸い込みます。
風船が膨らむようにお腹が膨らみます。
②、③を数回繰り返します。

アドバイス

息を吐ききるとき、手のひらでお腹を押してみてください。
寝ながら行ってもよいでしょう。

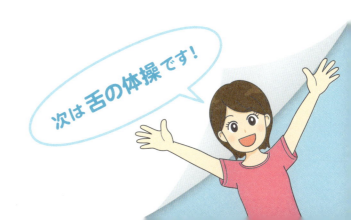

次は舌の体操です！

沼尾式音読体操 第1

体を使ったトレーニング

③舌の体操

舌を動かして、口の中の乾燥を防ぎ、滑舌をよくしていきましょう。

③ 舌の体操

あっかんべー体操

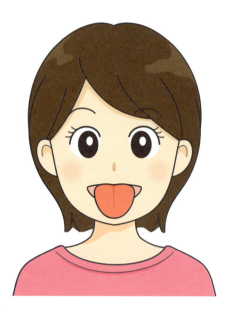

1　あっかんべーと舌を思いきり出します。

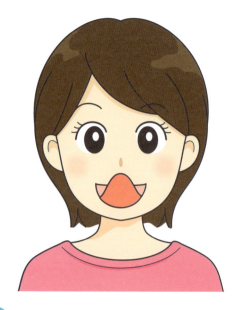

2　舌を鼻のほうへ持ち上げます。

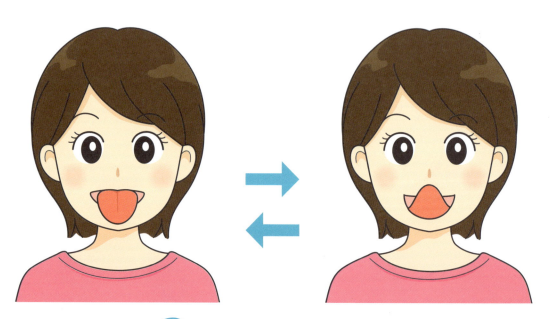

3　それを上下に繰り返します。

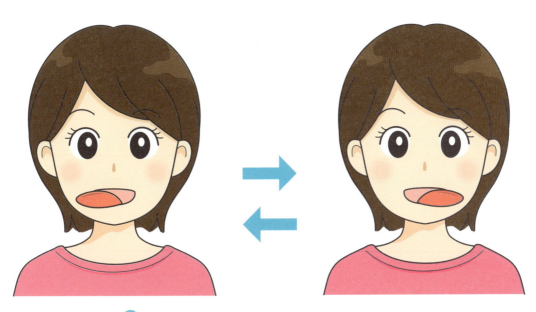

④ 舌を左右リズミカルに動かします。

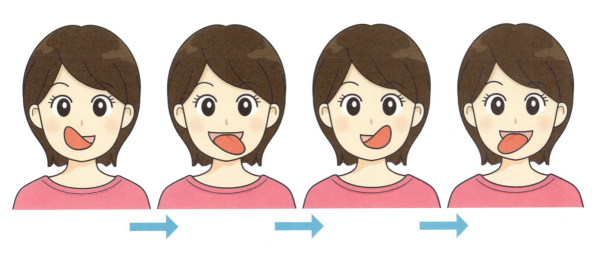

⑤ 舌を、右上・左下、左上・右下と動かします。
これを繰り返し行います。

アドバイス
口の周りがベタベタになるので、タオルなどを用意しておくとよいでしょう。

③ 舌の体操

ののじ体操

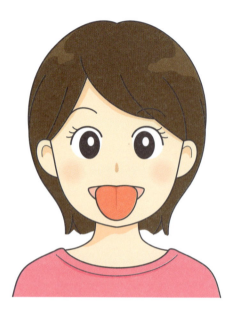

1 あっかんべーと舌を思いきり出します。

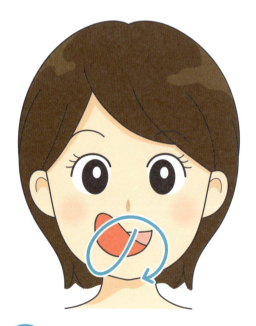

2 舌で「の」の字を書きます。

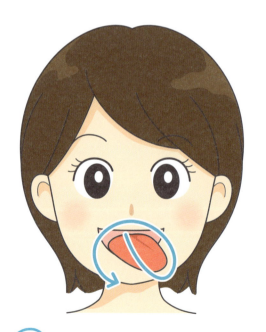

3 逆さの「の」の字も書きます。

沼尾式音読体操 第1

体を使ったトレーニング

④変顔体操

思いっきり変な顔をして顔の筋肉を動かしましょう。
変な顔ほど口周りがよく動き、表情も豊かになります。
さあ、恥ずかしがらずにやってみましょう。

④ 変顔体操

目パチ

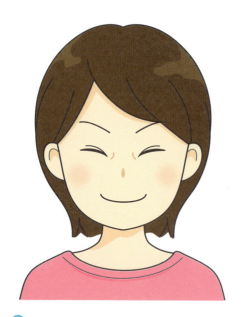

1 目をギュッとつぶります。

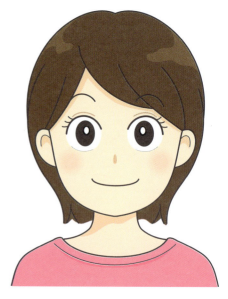

2 パッと目を開きます。
①、②を数回繰り返します。

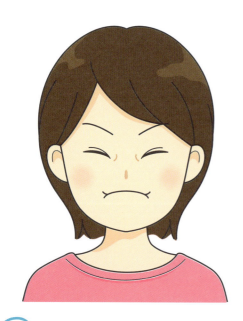

3 目と唇を一緒にギュッと閉じます。

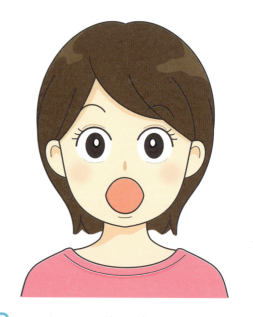

4 目と唇を一緒にパッと開きます。
③、④を数回繰り返します。

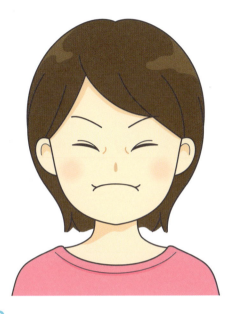

5 目と唇を一緒にギュッと閉じます。

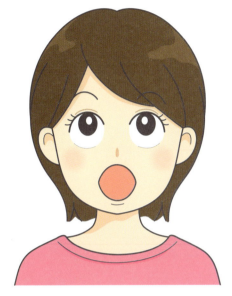

6 目と唇を一緒にパッと開くとき、目は天井を見ます。

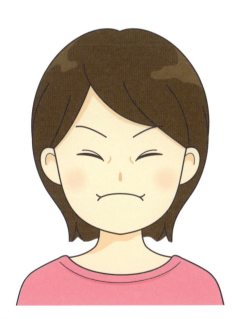

7 目と唇を一緒にギュッと閉じます。

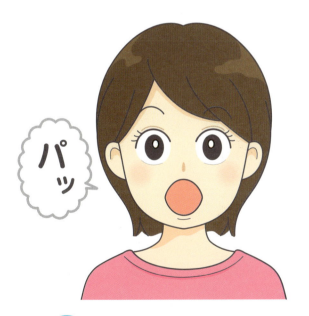

8 目と唇を一緒にパッと開くとき、「パッ」と勢いよく言います。

④ 変顔体操

鼻の下伸ばし

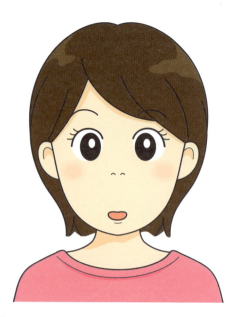

1 鼻の下を思いきり伸ばします。

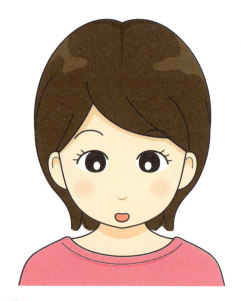

2 同時に下顎を首のほうに押し下げます。

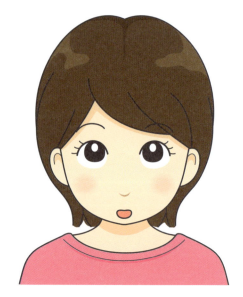

3 目は天井を見ます。
①〜③を数回繰り返します。

笑うチンパンジー

④ 変顔体操

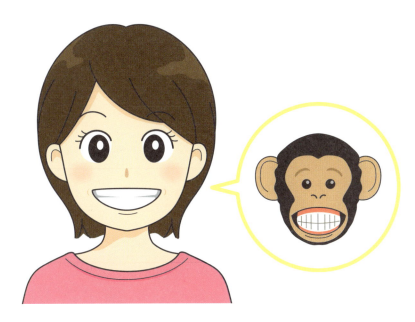

1 チンパンジーが歯を見せるように、口を横に思いきり開きます。

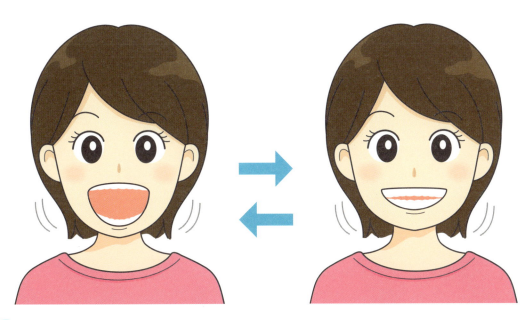

2 ガイコツが歯を鳴らすように顎を上下に動かします(実際に歯は鳴らしません)。これを数回繰り返します。

④変顔体操

おどけるチンパンジー

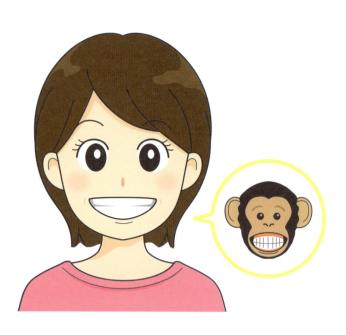

1 チンパンジーが歯を見せるように口を横に開きます。

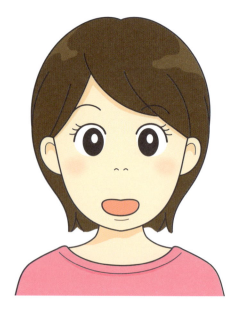

2 鼻の下を伸ばします。

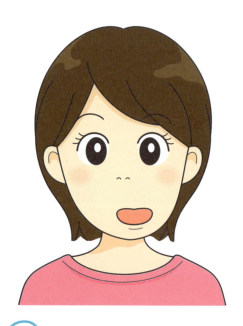

3 下顎を左にずらします。

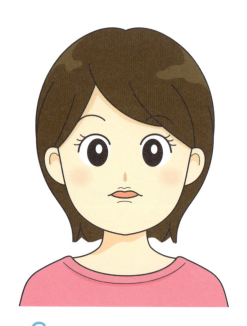

4 鼻の下を縮めます。

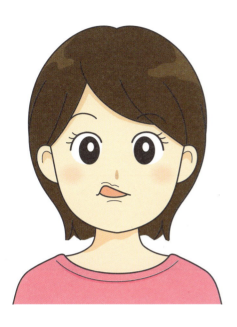

5 上唇を右上に引っ張ります。

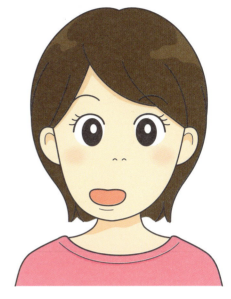

6 下顎を右にずらします。
(つまり、時計回りに口の周りを運動させます)

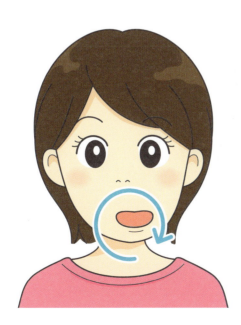

7 次に、反時計回りに、同じように口の周りを運動させます。

④ 変顔体操

タコの口

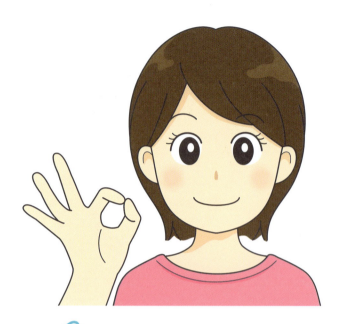

1 人差し指と親指で輪を作ります。

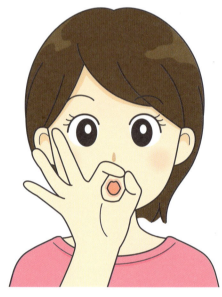

2 輪の中に唇を突き出して入れます。

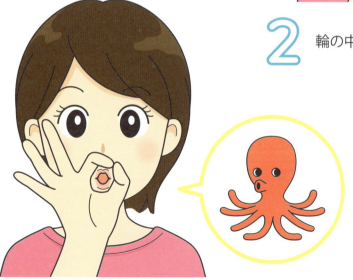

3 唇をすぼめて、思いきり前に突き出します。
(タコの口の完成)

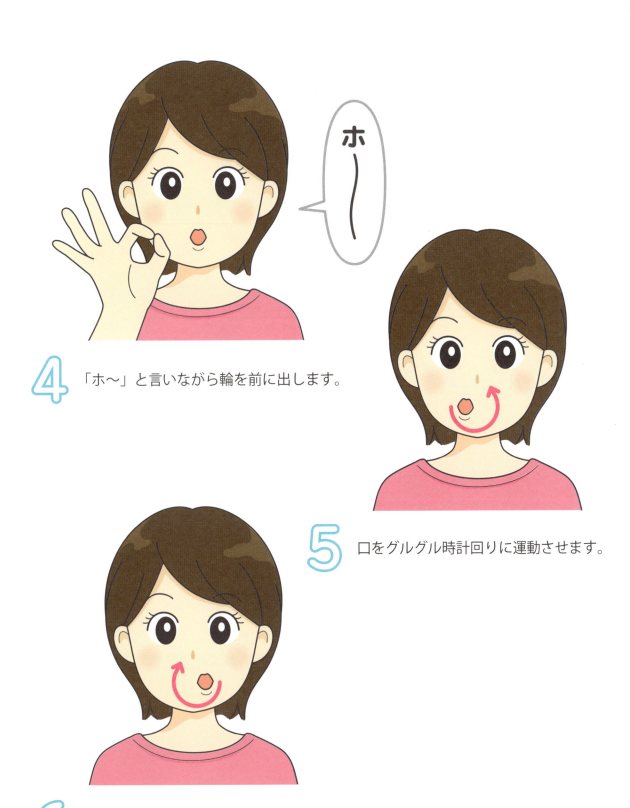

4 「ホ〜」と言いながら輪を前に出します。

5 口をグルグル時計回りに運動させます。

6 口をグルグル反時計回りに運動させます。

41

怒ったフグ

④ 変顔体操

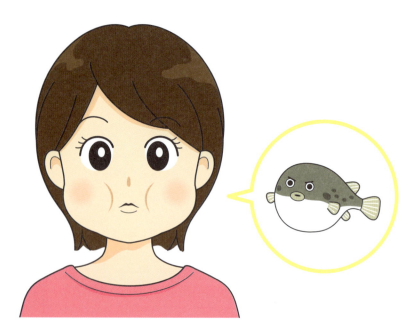

1 怒ったフグのように、頬をプ〜っと膨らませます。

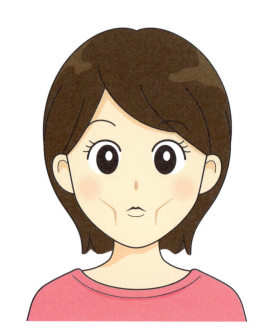

2 頬を吸い、へこませます。
①、②を数回繰り返します。

はみがき

④ 変顔体操

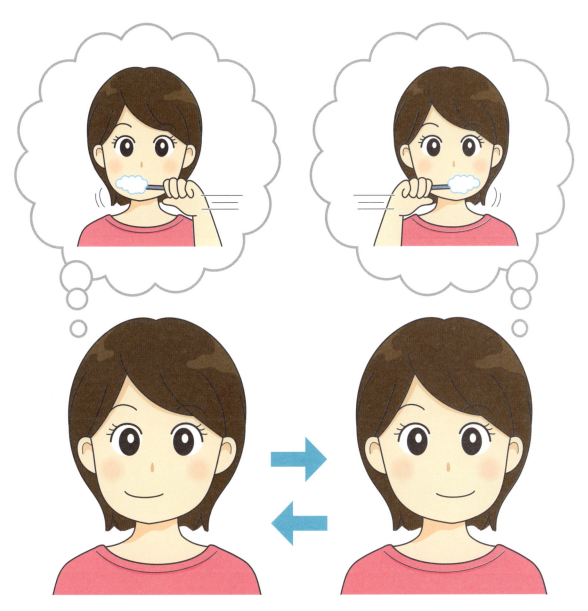

歯磨きをするように、左右に口を動かします。これを数回繰り返します。

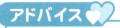

鏡を見ながら、平行に動くようにやってみましょう。

沼尾式音読体操 第1
体を使ったトレーニング

⑤口の形の体操
ーぱぱだいすき体操ー

あいうえおの、それぞれのキーワードを元気に声に出してみましょう。
鏡を見ながらやってみましょう。

⑤ 口の形の体操

パパア♡！

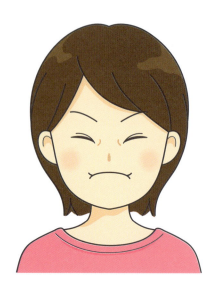

1 目と口をギュッとつぶります。このとき、唇を少し内側に丸めます。

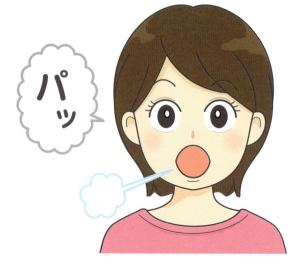

2 「パッ」と言いながら目も口も開きます。このとき、思いきり息を吐き出します。

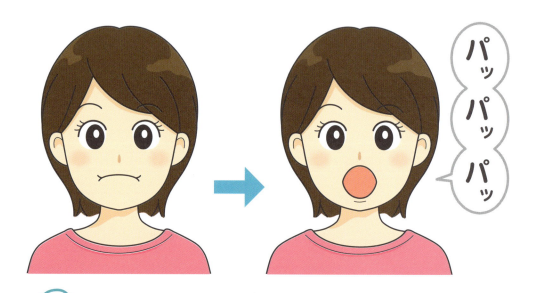

3 唇を丸めて開き「パッパッパッ」を3回繰り返します。

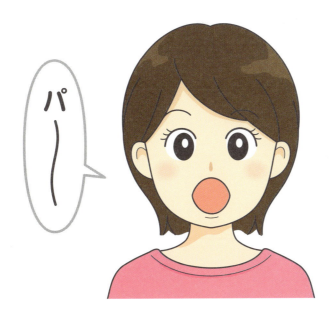

4 最後に「パ〜」と伸ばし、しっかり「あ」の口の形を作ります。

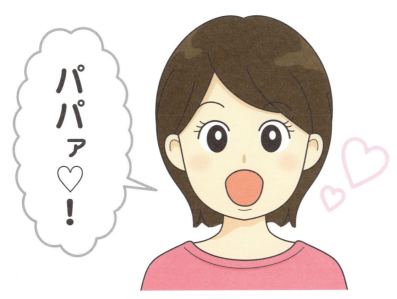

5 「パパァ♡！」と言ってみましょう。

> **アドバイス**
> 大きな丸、テニスボールを口に入れるイメージで、口を縦に開けるように意識し、思いきりお腹から声を出してください。

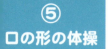

だいすきィ！ い

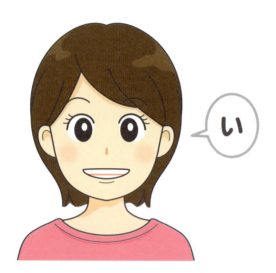

1 「い」と言いながら、口を両脇に引っ張ります。

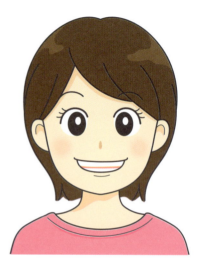

2 口角を少し上げます。

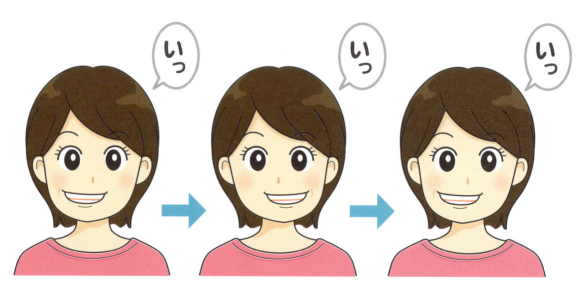

3 「いっ」と言いながら、口を左右に動かします。

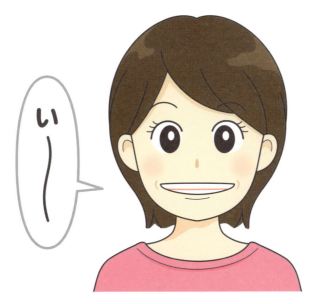

4 「い〜」と言いながら、口を両脇に引っ張ります。
③、④を数回繰り返します。

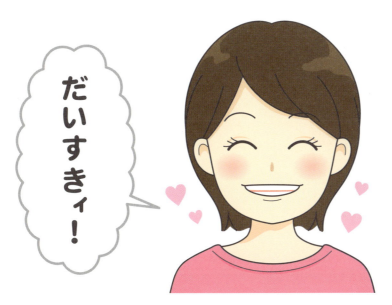

5 「だいすきィ！」と言ってみましょう。

アドバイス

1本の糸、両方の口角を引っ張られているイメージで。奥歯を噛むと、自然に横に引くことができます。
大好きなもの、大好きな人を思い浮かべながら本気で言ってみましょう。

⑤ 口の形の体操　アイ ラブ ユゥ

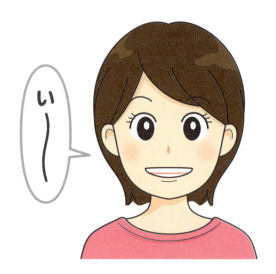

1　「い」の口の形を作り（横に引っ張ります）「い〜」と発音します。

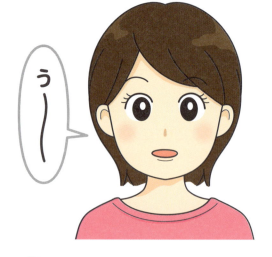

2　横に引っ張った口を少し緩めて「う〜」と言います。

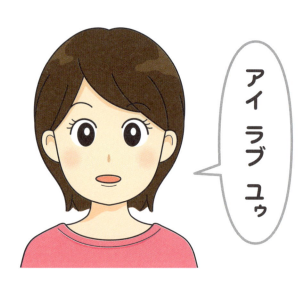

3　「アイ ラブ ユゥ」と言ってみましょう。

アドバイス 💙

「う」を発音するとき唇は丸めません。
口を閉じて、少しだけ開きます。
チューの唇の形にならないように気をつけましょう。

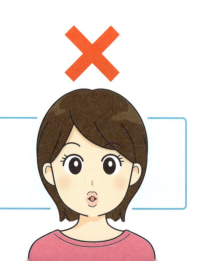

え〜！？ え

⑤ 口の形の体操

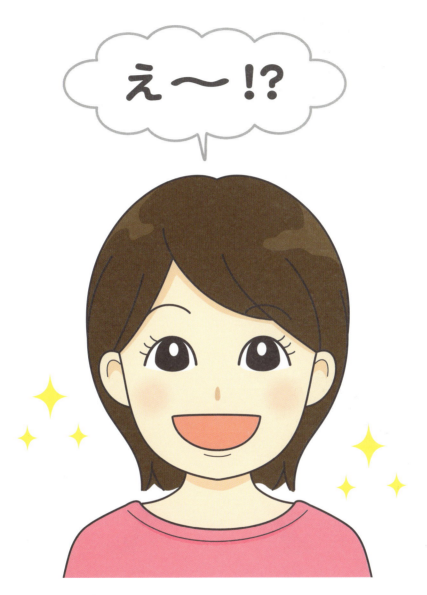

最高の笑顔で、お嬢さま風に「え〜！？」と言ってみましょう。

アドバイス

口の形は横にしたレモンのイメージ。
顎を下に引いて、とびっきりの笑顔で、ぶりっ子になって言ってみましょう。

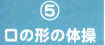 ⑤ 口の形の体操

ホォ ホォ ホォ

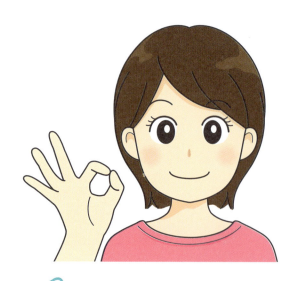

1 人差し指と親指で輪を作ります。

2 その輪の中に唇を入れます。

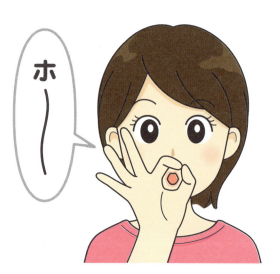

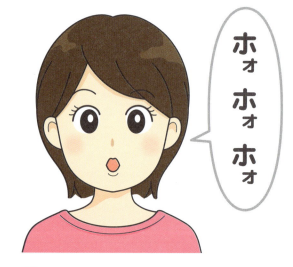

3 おちょぼ口で「ホ」と声を出します。

4 指をはずし、パパが笑うように「ホォ ホォ ホォ」と言います。

アドバイス
口の形をおちょぼ口に、唇を丸めます。パパになったつもりで笑ってみましょう。

沼尾式音読体操 第1
体を使ったトレーニング

⑥声の体操
― ぴ〜ぱ体操 ―

身体を動かしながら、気持ちよく声を出してみましょう。

ぴ〜ぱ

小さな声から大きな声へ

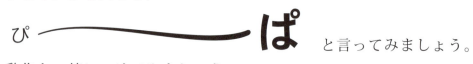

と言ってみましょう。

動作も一緒につけてみましょう。

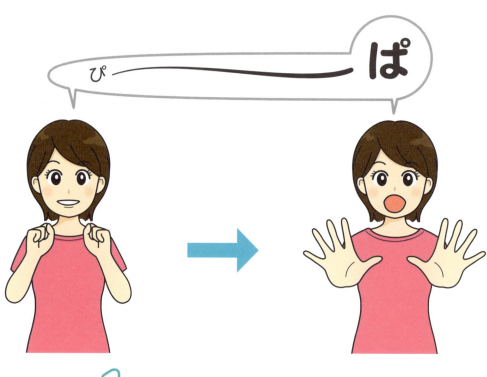

1 手をギュッとむすんで、前に開きます。

アドバイス
立って行っても、座って行ってもかまいません。手は動く範囲で行いましょう。

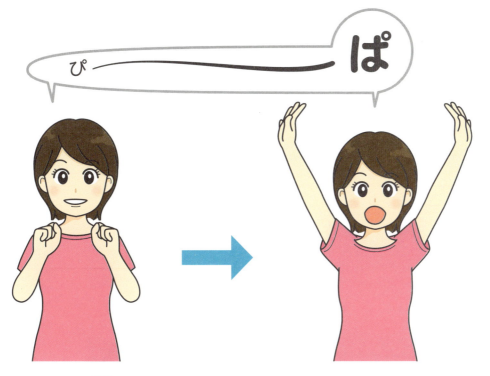

2 手をギュッとむすんで、上に開きます。

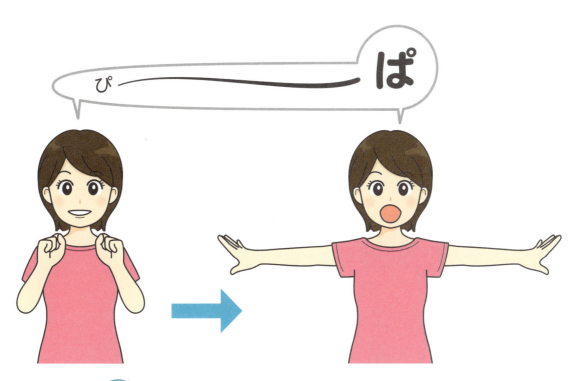

3 手をギュッとむすんで、横に開きます。

き〜きゃ

小さな声から大きな声へ

き ーーーーーー きゃ と言ってみましょう。

動作も一緒につけてみましょう。

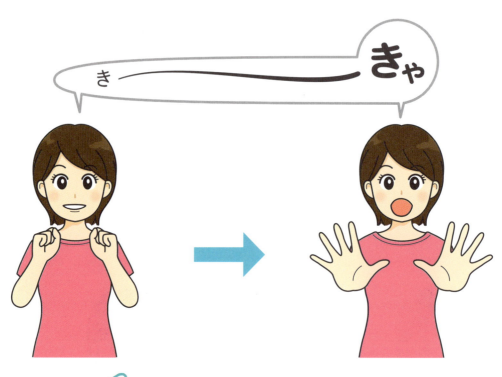

1 手をギュッとむすんで、前に開きます。

アドバイス
立って行っても、座って行ってもかまいません。手は動く範囲で行いましょう。

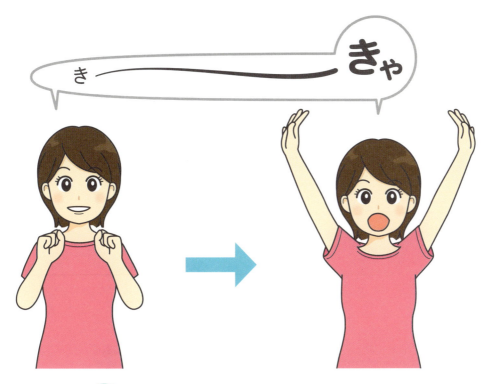

2 手をギュッとむすんで、上に開きます。

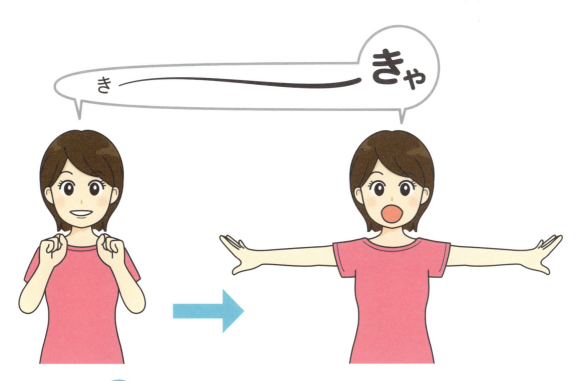

3 手をギュッとむすんで、横に開きます。

み〜ま

小さな声から大きな声へ

と言ってみましょう。

動作も一緒につけてみましょう。

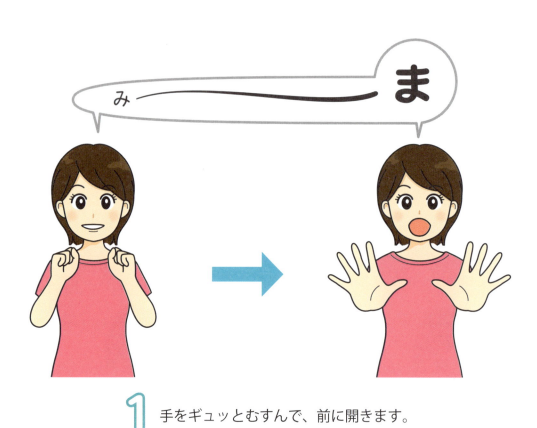

1 手をギュッとむすんで、前に開きます。

アドバイス
立って行っても、座って行ってもかまいません。手は動く範囲で行いましょう。

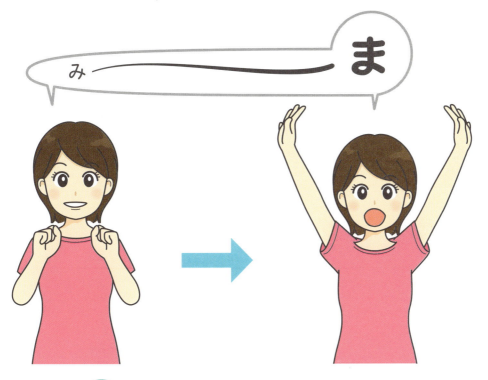

2 手をギュッとむすんで、上に開きます。

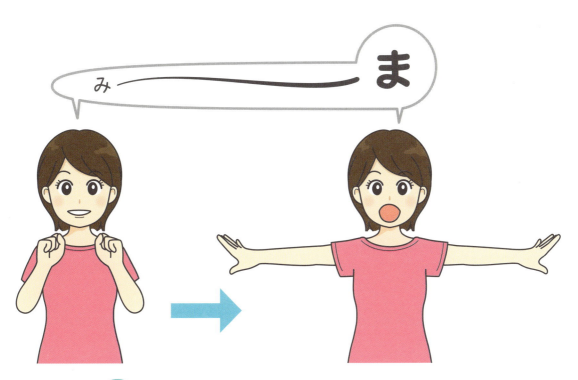

3 手をギュッとむすんで、横に開きます。

沼尾式音読体操
第2

声を使った
トレーニング

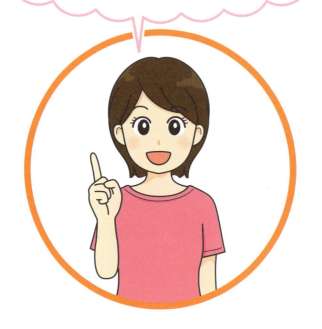

沼尾式音読体操 第2
声を使ったトレーニング

① あいうえお体操

誰もが知っている「あいうえお」で、はっきりした声を出す練習をしていきましょう。

① あいうえお

基本の練習 あいうえお

練習のしかたは3通りあります。

① 口の形をイメージして声に出してみましょう。
「あ／え／い／う／え／お／あ／お」

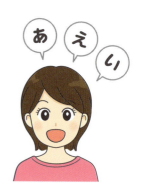

② 短く切って声に出してみましょう。
「あっ・えっ・いっ・うっ・えっ・おっ・あっ・おっ」
ポイント！ 腹筋を使って発音します。

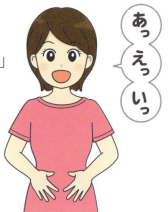

③ つなげてなめらかに声に出してみましょう。
「あえいうえおあおあえいうえおあおあえいうえおあお」
ポイント！ 「あえいうえおあお」を3回ひと息で読みましょう。

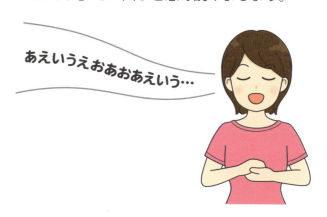

あえいうえおあお　　がげぎぐげごがご

　　　　　　　　　　【鼻濁音】
かけきくけこかこ　　がげぎぐげごがご

させしすせそさそ　　ざぜじずぜぞざぞ

たてちつてとたと　　だでぢづでどだど

なねにぬねのなの　　ばべびぶべぼばぼ

はへひふへほはほ　　ぱぺぴぷぺぽぱぽ

まめみむめもまも　　ぎゃ ぎゅ ぎょ

やえいゆえよやよ　　じゃ じゅ じょ

られりるれろらろ　　びゃ びゅ びょ

わえいうえおわお　　ぴゃ ぴゅ ぴょ

① あいうえお　応用の練習　リズムにのってあめんぼ赤いな

手をたたいてリズムをとりながら声に出してみましょう。

水馬（あめんぼ）赤いな　あいうえお　浮藻（うきも）に小蝦（こえび）もおよいでる

柿（かき）の木　栗（くり）の木　かきくけこ　啄木鳥（きつつき）こつこつ　枯（か）れけやき

大角豆（ささげ）に酢（す）をかけ　さしすせそ　その魚（うお）浅瀬（あさせ）で刺（さ）しました

立（た）ちましょ　喇叭（らっぱ）で　たちつてと　とてとてたったと飛（と）び立（た）った

蛞蝓（なめくじ）のろのろ　なにぬねの　納戸（なんど）にぬめって　なにねばる

鳩（はと）ぽっぽ　ほろほろ　はひふへほ　日向（ひなた）のお部屋（へや）にゃ笛（ふえ）を吹（ふ）く

蝸牛（まいまい）　螺旋巻（ねじまき）　まみむめも　梅（うめ）の実（み）落（お）ちても見（み）もしまい

焼栗（やきぐり）　ゆで栗（ぐり）　やいゆえよ　山田（やまだ）に灯（ひ）のつく宵（よい）の家（いえ）

雷鳥（らいちょう）は寒（さむ）かろ　らりるれろ　蓮華（れんげ）が咲（さ）いたら　瑠璃（るり）の鳥（とり）

わいわい　わっしょい　わいうえを　植木屋（うえきや）井戸（いど）換（が）えお祭（まつ）りだ

北原白秋「五十音」より

沼尾式音読体操 第2
声を使ったトレーニング

②

おもしろ文で
音読発声トレーニング

くすっと笑ってしまう、おもしろ文を声に出して読んでみましょう。
アクセントを意識して、リズミカルに！

アクセント記号について
本章で使うアクセント記号は、NHK出版「NHK日本語発音アクセント新辞典」
に準じています。
音が下がるところで ＼ を、下がらないときは ‾ と表記しました。
最初は難しいかもしれませんが、下がる、下がらないを意識して発声してい
きましょう。

②音読発声

ア行の音読

あおい

青井さんの葵のご紋は青い

アオイ￣さんのアオイ￣のごもんはアオ＼イ

あめ

雨の日に飴をなめる

ア＼メのひにアメ￣をなめる

いし

石を集めるのが趣味の医師

イシ＼をあつめるのがしゅみのイ＼シ

いつか

いつか、5日の日の出来事を話そう

イ＼ツカ、イツカ￣のひのできごとをはなそう

うみ

海の生き物は海の中で子どもを産み、
　　　　　けがをしたら膿を出すかもしれません

ウ＼ミのいきものはウ＼ミのなかでこどもをウミ￣、
　　　　　けがをしたらウミ＼をだすかもしれません

え

傘の柄で絵を描いた恵津子

かさのエ￣でエ＼をエガ＼いたエ＼ツコ

おい

老いた甥を訪ね「おい」と声をかけた

オ＼イたオイ￣をたずねオ＼イとこえをかけた

おうとう

その桃は黄桃か白桃か応答せよ

そのももはオートー￣かはくとうかオートー￣せよ

おの

各々が斧を手にして木を切った

オノ＼オノがオ＼ノをてにしてきをきった

②音読発声

カ行の音読

かえる

蛙が鳴くから**帰る**

カエル￣がなくからカ＼エル

かき

カキよりも、**柿**の方が好きと**垣**の横でつぶやいた

カ＼キよりも、カキ￣のほうがすきとカキ￣のよこでつぶやいた

きょうだい

鏡台の前に立つ**兄弟**の力は**強大**

キョーダイ￣のまえにたつキョー＼ダイのちからはキョーダイ￣

くま

目の下に**クマ**ができた**熊**

めのしたにクマ＼ができたクマ＼

げんりょう

原料を見直して**減量**する

ゲンリョ＼ーをみなおしてゲンリョー￣する

70

こーり

氷を小売りする高利貸し

コーリ⌒をコウリ⌒するコーリ＼がし

こんき

婚期を逃がすまいと今期の終わりまで根気よく続ける

コ＼ンキをのがすまいとコ＼ンキのおわりまでコンキ⌒よくつづける

② 音読発声 サ行の音読

さんば

サンバを踊りながら**三杯酢**を**3杯**作った

サ＼ンバをおどりながらサンバ＼イズをサ＼ンバイつくった

しか

シカ歯科の入り口に**鹿**がいる

シカ￣シ＼カのいりぐちにシカ￣がいる

しょうにん

商人が裁判の**証人**となった

ショ＼ーニンがさいばんのショーニン￣となった

すみ

小屋の**隅**の**炭**をバーベキューに使う

こやのス＼ミのスミ＼をばーべきゅーにつかう

せいよう

西洋の画家は海辺で**静養**した

セ＼ーヨーのがかはうみべでセーヨー￣した

せんどう

船頭に先導されて民衆を扇動した

センド＼ーにセンドー￣されてみんしゅうをセンドー￣した

そうちょう

総長の生きがいは早朝マラソン

ソ＼ーチョーのいきがいはソーチョー￣まらそん

そうりょう

総量10キロのみかんの送料を総領事館に聞いてみた

ソーリョ＼ーじゅっきろのみかんのソ＼ーリョーを
　　　　　　　　　　　　　　　ソーリョージ＼カンにきいてみた

② 音読発声

タ行の音読

たか

トンビと鷹がどちらが高く飛べるか競争した

とんびとタカ￣がどちらがタカ＼クとべるかきょうそうした

たび

足袋を履いて度々旅に出る旅がらす

タビ＼をはいてタビタビ￣タビ＼にでるタビガ＼ラス

ちょうじょう

万里の長城の頂上をめざす町長

ばんりのチョージョ＼ーのチョージョ＼ーをめざすチョ＼ーチョー

つうかん

通関手続きは面倒だと痛感した

ツーカン￣テツヅキはめんどうだとツーカン￣した

てあらい

手洗いはどこですか？　と手荒い口調で聞く

テア＼ライはどこですか？　とテアライ￣くちょうできく

でんき

静電気を発見した、タレスの**伝記**を読んでみよう

セイデ＼ンキをはっけんした、たれすのデンキ￣をよんでみよう

とうさん

父さんの会社が**倒産**しそうだと
　　　　　　　父さんからメール。でも、**父さん**なら大丈夫

ト＼ーサンのかいしゃがトーサン￣しそうだと
　　　　ト＼ーサンからめーる。でも、ト＼ーサンならだいじょうぶ

どうき

見たこともない**銅器**が発掘され**動悸**がした

みたこともないド＼ーキがはっくつされドーキ￣がした

② 音読発声

ナ行の音読

な

菜の花の名の由来を聞く

ナ＼のはなのナ￣のゆらいをきく

ながし

流しのミュージシャンは台所の流しをピカピカに磨くのが趣味

ナ＼ガシのみゅーじしゃんはだいどころのナガシ＼を
ぴかぴかにみがくのがしゅみ

にじ

2次の試験の後に虹が出た

ニ＼ジのしけんのあとにニジ￣がでた

にわ

庭には2羽のにわとりがいる

ニワ￣ニ＼ワニ＼ワのニワトリ￣がいる

にんき

人気絶頂！　任期が延長！

ニンキ￣ぜっちょう！　ニ＼ンキがえんちょう！

ぬー

ヌーがぞうきんを**縫う**

ヌ＼ーがぞうきんをヌ＼ウ

ね

寝床に**寝**に帰ると雑草の**根**が張っていた

ネドコ￢にネ￢にかえるとざっそうのネ＼がはっていた

のり

ノリが悪い男が**海苔**を食べながら**糊**をつけた折り紙

ノリ￢がわるいおとこがノリ＼をたべながらノリ＼をつけたおりがみ

②音読発声

ハ行の音読

はし

橋を渡った土手の端で、箸でそばを食べるぞ～と声を発した

ハシ＼をわたったどてのハシ￣で、
ハ＼シでそばをたべるぞ～とこえをハッシ￣た

はる

春に障子を張る、はるばあさん

ハ＼ルにしょうじをハル￣、ハル￣ばあさん

ひ

灯がともると偉人の碑がはっきり見えた

ヒ＼がともるといじんのヒ￣がはっきりみえた

ひきょう

秘境探検に飛行機を使うなんて卑怯だ

ヒキョー￣たんけんにひこうきをつかうなんてヒキョ＼ーだ

ひげ

卑下するひげのおやじを励ました

ヒ＼ゲするヒゲ￣のおやじをはげました

ぶどう

武道の達人は**ぶどう**が大好物

ブ＼ドウのたつじんはブドー￣がだいこうぶつ

ふる

雨の**降る**中、旗を**振る**応援団

あめのフ＼ルなか、はたをフル￣おうえんだん

べとべと

汗で**べとべと**する、手が**べとべと**になる

あせでべ＼トベトする、てがベトベト￣になる

ほうそう

包装を簡易にするデパートがテレビで**放送**された

ホーソー￣をかんいにするでぱーとがてれびでホーソー￣された

②
音読発声

マ行の音読

まいて

はちまきを頭に**巻いて**、水を**蒔いて**くれた

はちまきをあたまにマイテ￣、みずをマ＼イテくれた

まち

町でバスを**待ち**、**マッチ棒**を売る

マチ＼でばすをマチ＼、マッチ＼ボーをうる

みち

未知なる冒険の**道**しるべ

ミ＼チなるぼうけんのミチシ＼ルベ

むく

むくっと**無垢**の少女が起き上がった

ムクッ＼とム＼クのしょうじょがおきあがった

め

芽が出たかどうかこの**目**で確かめよう

メ＼がでたかどうかこのメ＼でたしかめよう

めいしゃ

目医者が**名車**に乗って登場

メ＼イシャがメーシャ￣にのってとうじょう

もり

子どもの**お守り**をしながら、**森**の小枝で**銛**を作った

こどものオモ＼リをしながら、モリ￣のこえだでモリ￣をつくった

もる

雨が**漏る**ので、土を**盛る**

あめがモ＼ルので、つちをモル￣

81

② 音読発声

ヤ行の音読

やかん

夜間に**ヤカン**を火にかける

ヤ＼カンにヤカン￣をひにかける

やく

約100本のいもを**焼く**と英語で**訳**してみよう

ヤ＼クひゃっぽんのいもをヤク￣とえいごでヤク＼してみよう

ゆう

夕べに髪を**結う**

ユーベ￣にかみをユ＼ウ

よい

宵に**酔い**がまわって**良い**気分になった私

ヨイ￣にヨイ＼がまわってヨ＼イきぶんになったわたし

ようい

プレゼンテーションの**用意**は**容易**ではなかった

ぷれぜんてーしょんのヨ＼ーイはヨーイ￣ではなかった

82

ようかん

洋館で羊羹を食べていると「ようかんでや」と言う関西人

ヨーカン￣でヨ＼ーカンをたべていると
　　　　　　　　　ヨ＼ウ・カ＼ンデやというかんさいじん

ようじん

用心しながら要人は車に乗った

ヨ＼ージンしながらヨージン￣はくるまにのった

ようち

幼稚園の用地を決定する

ヨーチ＼エンのヨ＼ーチをけっていする

② 音読発声

ラ行の音読

らん

蘭の花が欄間に描かれた

ラ＼ンのはながランマ￣にえがかれた

りか

李下に冠を正さずと理科の先生が言った

リ＼カにかんむりをたださずとリ＼カのせんせいがいった

りょうこう

両校の関係は良好だ

リョ＼ーコーのかんけいはリョーコー￣だ

りんり

電話がりんりん鳴っているよと教えてくれた倫理学の教授

でんわがリンリン￣なっているよとおしえてくれた
　　　　　　　　　　　　　　　　リンリ＼ガクのきょうじゅ

れい

例にならってお礼を書いた

レ＼ーにならってオレー￣をかいた

れいせい

冷製パスタの作り方を冷静に教わる

レーセー ぱすたのつくりかたをレーセー におそわる

ろう

蝋で人形を作る職人の労をねぎらう

ロ＼ーでにんぎょうをつくるしょくにんのロ＼ーをねぎらう

ろうか

廊下を歩きながら老化について議論する

ローカ をあるきながらローカ についてぎろんする

② 音読発声

ワ行の音読

わかしゅ

若衆が**沸かし湯**を飲みながら**和歌集**を読む

ワカ＼シュがワカシ＼ユをのみながらワカシュ＼ーをよむ

わかめ

若芽が出る頃、**わかめ**のみそ汁を作る夫

ワカ＼メがでるころ、ワ＼カメのみそしるをつくるおっと

わき

道路の**脇**で**和気あいあい**

どうろのワキ＼でワ＼キ・アイアイ￣

わく

その**枠**をめぐって議論が**沸く**

そのワク＼をめぐってぎろんがワク￣

わし

和紙で**鷲**の模型を作った**わし**はえらいじゃろう

ワ＼シでワシ￣のもけいをつくったワシ￣はえらいじゃろう

わら

藁を束ねて踊る姿があまりにおかしくて笑った

ワ＼ラをたばねておどるすがたがあまりにおかしくてワラッタ ̄

わる

悪がガラス窓を割るところを見て犬がワンワン吠えた

ワ＼ルががらすまどをワル ̄ところをみていぬがわんわんほえた

われ

我、その割れを埋める秘策を考えついた

ワ＼レ、そのワレ ̄をうめるひさくをかんがえついた

参考文献：NHK放送文化研究所編．NHK日本語発音アクセント新辞典．NHK出版，2016

沼尾式音読体操
第3

朗読で
トレーニング

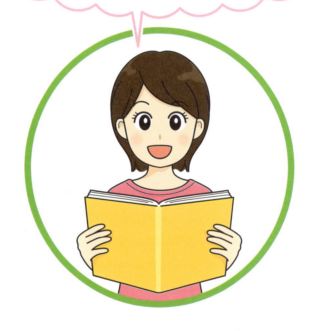

なりきり名作朗読の練習のしかた

名作朗読

人気の文学作品を朗読してみましょう。
12 の物語すべてに、なりきり朗読のポイントが書いてあります。

まずは、
① ふりがなを見ながら、言い間違えないようにはっきり発音してみましょう。

次に、
② 短い語のかたまり（句読点のあるところまで、または、間をあけてあると
　 ことまでをひとかたまりとします）をつなげて声に出して読んでみましょう。

③ 情景を浮かべながら、登場人物や語り手になりきって朗読してみましょう。

自信がついたら誰かに聴いてもらいましょう。
楽しみながら朗読を続けてください。

ポイント！

- 朗読しやすいように改行やスペースを入れてあります。
- すべての漢字にはふりがながふってあります。
- QR コードを読み取ると沼尾ひろ子の朗読を聴くことができます。

91

名作朗読

怪人二十面相

江戸川乱歩

そのころ、東京中の町という町、家という家では、
ふたり以上の人が　顔をあわせさえすれば、
まるでお天気のあいさつでもするように、
怪人「二十面相」のうわさをしていました。
「二十面相」というのは、毎日毎日、
新聞記事をにぎわしている、
ふしぎな盗賊のあだ名です。
その賊は　二十のまったくちがった顔を持っている
といわれていました。
つまり、変装がとびきりじょうずなのです。
どんなに明るい場所で、
どんなに近よってながめても、
少しも変装とはわからない、まるでちがった人に
見えるのだそうです。

なりきり朗読のポイント ♡

* ＿＿が引いてあるところに感情をこめて言ってみましょう。

* 「ねえ、知ってる?」と、友達に自慢して教えてあげる人になりきって朗読して みましょう。

名作朗読 **手袋を買いに** 新美南吉

寒い冬が北方から、狐の親子の棲んでいる

森へもやって来ました。

或朝　洞穴から

子供の狐が　出ようとしましたが、

「あっ」と叫んで　眼を抑えながら

母さん狐のところへ　ころげて来ました。

「母ちゃん、眼に　何か刺さった、

ぬいて頂戴早く早く」

と言いました。

母さん狐がびっくりして、

あわてふためきながら、

眼を抑えている　子供の手を

恐る恐るとりのけて見ましたが、

何も刺さってはいませんでした。

母さん狐は洞穴の入口から外へ出て

始めてわけが解りました。

昨夜のうちに、真白な雪が

どっさり降ったのです。

その雪の上から　お陽さまが

キラキラと照らしていたので、

雪は眩しいほど　反射していたのです。

なりきり朗読のポイント

＊　子どもの狐になりきって「母ちゃん」と言ってみましょう。

＊　＿＿が引いてあるところに感情をこめて言ってみましょう。

＊　母さん狐の気持ちになって朗読してみましょう。

名作朗読 菜穂子

堀辰雄

菜穂子、(間)
私はこの日記を　お前にいつか読んで貰うために
書いておこうと思う。(間)
私が死んでから何年か立って、
どうしたのかこの頃ちっとも
私と口を利こうとはしないお前にも、
もっと打ちとけて話しておけばよかったろうと
思う時が来るだろう。
そんな折のために、
この日記を書いておいてやりたいのだ。(間)
そういう折に思いがけなくこの日記が
お前の手に入るようにさせたいものだが、
──そう、(間) 私はこれを書き上げたら、
この山の家の中の
何処か人目につかないところに隠して置いてやろう。

なりきり朗読のポイント 🤍

＊ 菜穂子のお母さんになりきって、「菜穂子」と言ってみましょう。

＊ （間）とあるところは、ゆっくり間をとってみましょう。

＊ 菜穂子に語りかけるように朗読してみましょう。

名作朗読

夕靄の中

山本周五郎

彼は立停って、踞み、草履の緒のぐあいを直す恰好で、すばやくそっちへ眼をはしらせた。
——間違いはない、慥かに跟けて来る。
その男はふところ手をして、左右の家並を眺めながら、悠くりとこちらへ歩いて来る。
古びた木綿縞の着物に半纏で、裾を端折り、だぶだぶの長い股引に、草履をはいている。
仕事を休んだ紙屑買い、といった、
ごくありふれた風態である。
どこにこれという特徴はないが、
とぼけたような眼つきや、
ひどく悠くりと、おちついた歩きぶりには、
隠すことのできない一種のものがあった。

なりきり朗読のポイント 🖤

* ＿＿＿が引いてあるところに感情をこめて言ってみましょう。

* 男の服装を頭に浮かべながら音読しましょう。

* 追われているドキドキ感を感じながら主人公になりきって朗読してみましょう。

名作朗読　三国志　吉川英治

後漢の建寧元年のころ。

今から約千七百八十年ほど前のことである。

一人の旅人があった。

腰に、一剣を佩いているほか、

身なりはいたって見すぼらしいが、

眉は秀で、唇は紅く、とりわけ聡明そうな眸や、

豊かな頬をしていて、つねにどこかに微笑をふくみ、

総じて賤しげな容子がなかった。

年の頃は二十四、五。

草むらの中に、ぽつねんと坐って、

膝をかかえこんでいた。

悠久と水は行く──

微風は爽やかに鬢をなでる。

涼秋の八月だ。

そしてそこは、黄河の畔の──

黄土層の低い断り岸であった。

「おーい」

誰か河でよんだ。

なりきり朗読のポイント♥

* 黄河のほとりにたたずむ青年の風貌をひとつひとつ思い浮かべながら朗読
　してみましょう。

* ＿＿が引いてあるところに感情をこめて言ってみましょう。

* 長い物語の語り部になりきって朗読してみましょう。

名作朗読 坊っちゃん 夏目漱石

親譲りの無鉄砲で　小供の時から損ばかりしている。

小学校に居る時分　学校の二階から飛び降りて

一週間ほど腰を抜かした事がある。

なぜそんな無闇をしたと聞く人があるかも知れぬ。

別段深い理由でもない。

新築の二階から首を出していたら、

同級生の一人が冗談に、

いくら威張っても、

そこから飛び降りる事は出来まい。

弱虫やーい。と囃したからである。

小使に負ぶさって帰って来た時、

おやじが大きな眼をして

二階ぐらいから飛び降りて腰を抜かす奴があるか

と云ったから、

この次は抜かさずに飛んで見せますと答えた。

なりきり朗読のポイント

* 同級生になりきって囃してみましょう。

* おやじになりきって大きな眼をして言ってみましょう。

* 落語のように音読してみましょう。

名作朗読　杜子春　芥川龍之介

或春の日暮です。

唐の都洛陽の西の門の下に、ぼんやり空を仰いでいる、

一人の若者がありました。

若者は名を杜子春といって、元は金持の息子でしたが、

今は財産を費い尽して、その日の暮しにも困る位、

憐な身分になっているのです。

何しろその頃洛陽といえば、天下に並ぶもののない、

繁昌を極めた都ですから、

往来にはまだしっきりなく、人や車が通っていました。

門一ぱいに当っている、油のような夕日の光の中に、

老人のかぶった紗の帽子や、土耳古の女の金の耳環や、

白馬に飾った色糸の手綱が、絶えず流れていく容子は、

まるで画のような美しさです。

しかし杜子春は相変らず、門の壁に身を凭せて、

ぼんやり空ばかり眺めていました。

なりきり朗読のポイント

＊ 画のような美しい情景を思い浮かべながら音読してみましょう。

＊ ＿＿が引いてあるところに感情をこめて言ってみましょう。

＊ ぼんやり物思いにふける杜子春になりきって音読してみましょう。

名作朗読 　**走れメロス**　　太宰治

メロスは激怒した。

必ず、かの邪智暴虐の王を除かなければならぬと決意した。

メロスには政治がわからぬ。

メロスは、村の牧人である。

笛を吹き、羊と遊んで暮して来た。

けれども邪悪に対しては、人一倍に敏感であった。

きょう未明メロスは村を出発し、野を越え山越え、十里はなれた此のシラクスの市にやって来た。

メロスには父も、母も無い。女房も無い。

十六の、内気な妹と二人暮しだ。

この妹は、村の或る律気な一牧人を、近々、花婿として迎える事になっていた。

結婚式も間近かなのである。

メロスは、それゆえ、

花嫁の衣裳やら祝宴の御馳走やらを買いに、はるばる市にやって来たのだ。

なりきり朗読のポイント

* ＿＿が引いてあるところを、はっきり言ってみましょう。
* メロスになりきって、邪智暴虐の王に激怒しましょう。
* 妹思いのメロスになりきって音読してみましょう。

名作朗読 高瀬舟　森鴎外

(4:39開始)

いつの頃であったか。

多分江戸で白河楽翁侯が政柄を執っていた

寛政の頃ででもあっただろう。

智恩院の桜が入相の鐘に散る春の夕に、

これまで類のない、珍しい罪人が高瀬舟に載せられた。

それは名を喜助と云って、三十歳ばかりになる、

住所不定の男である。

固より牢屋敷に呼び出されるような親類はないので、

舟にも只一人で乗った。

護送を命ぜられて、一しょに舟に乗り込んだ

同心羽田庄兵衛は、

只喜助が弟殺しの罪人だと云うことだけを

聞いていた。

さて牢屋敷から桟橋まで連れて来る間、この痩肉の、

色の蒼白い喜助の様子を見るに、いかにも神妙に、

いかにもおとなしく、

自分をば公儀の役人として敬って、何事につけても

逆らわぬようにしている。

しかもそれが、罪人の間に往々見受けるような、

温順を装って　権勢に媚びる態度ではない。

庄兵衛は不思議に思った。

なりきり朗読のポイント

＊ 知恩院の桜が散る春の暗闇を進む高瀬舟を思い浮かべて、静かな声で音読して
みましょう。

＊ 後半は庄兵衛になりきって音読してみましょう。

名作朗読 源氏物語 桐壺 紫式部 与謝野晶子訳

どの天皇様の御代であったか、(間)

女御とか更衣とかいわれる後宮が

おおぜいいた中に、最上の貴族出身ではないが

深い御愛寵を得ている人があった。

最初から自分こそはという自信と、

親兄弟の勢力に恃む所があって

宮中にはいった女御たちからは

失敬な女としてねたまれた。

その人と同等、もしくは

それより地位の低い更衣たちはまして

嫉妬の焔を燃やさないわけもなかった。

夜の御殿の宿直所から退る朝、

続いてその人ばかりが召される夜、

目に見　耳に聞いて

口惜しがらせた恨みのせいもあったか

からだが弱くなって、心細くなった更衣は

多く実家へ下がっていがちということになると、

いよいよ帝は　この人にばかり

心をお引かれになるという御様子で、

人が何と批評をしようともそれに

御遠慮などというものがおできにならない。

御聖徳を伝える歴史の上にも

暗い影の一所残るようなことにも

なりかねない状態になった。

なりきり朗読のポイント

＊ 「どの天皇様の御代であったか」は「むかしむかしあるところに」と同じような
　気持ちで読んでみましょう。

＊ 一文が長いですが、できるだけ、つなげて読んでみましょう。

＊ 平安絵巻をひもとくように上品に朗読してみましょう。

名作朗読

銀河鉄道の夜

宮沢賢治

（40：48 開始）

そしてジョバンニは　すぐうしろの天気輪の柱が

いつかぼんやりした　三角標の形になって、

しばらく蛍のように、

<u>ぺかぺか</u>消えたりともったりしているのを見ました。

それはだんだんはっきりして、

とうとうりんとうごかないようになり、

濃い鋼青のそらの野原にたちました。

いま新しく灼いたばかりの青い鋼の板のような、

そらの野原に、まっすぐに　<u>すきっと</u>立ったのです。

するとどこかで、ふしぎな声が、

銀河ステーション、銀河ステーション

と云う声がしたと思うと

いきなり眼の前が、<u>ぱっと</u>明るくなって、まるで

億万の蛍烏賊の火を一ぺんに化石させて、

そら中に沈めたという工合、

またダイアモンド会社で、

ねだんがやすくならないために、

わざと穫れないふりをして、

かくして置いた金剛石を、

誰かがいきなりひっくりかえして、

ばら撒いたという風に、

眼の前がさあっと明るくなって、

ジョバンニは、思わず何べんも

眼をこすってしまいました。

気がついてみると、さっきから、ごとごとごとごと、

ジョバンニの乗っている小さな列車が

走りつづけていたのでした。

なりきり朗読のポイント

＊ ＿＿＿が引いてあるところに感情をこめて言ってみましょう。

＊「銀河ステーション」という不思議な声を想像して音読してみましょう。

＊ ジョバンニになりきって、銀河鉄道の汽車に乗って旅しましょう。

名作朗読

枕草子　春はあけぼの　　清少納言

春はあけぼの。やうやう白くなりゆく山ぎは、

すこしあかりて、

紫だちたる雲の　ほそくたなびきたる。

夏は夜。月のころはさらなり。やみもなほ、

蛍の多く飛びちがひたる。

また、ただ一つ二つなど、

ほのかにうち光りて行くもをかし。

雨など降るもをかし。

秋は夕暮れ。夕日のさして山の端いと近うなりたるに、

烏の寝どころへ行くとて、三つ四つ、二つ三つなど、

飛びいそぐさへあはれなり。

まいて雁などの　つらねたるが、

いと小さく見ゆるはいとをかし。日入りはてて、

風の音、虫の音など、はたいふべきにあらず。

冬はつとめて。雪の降りたるはいふべきにもあらず。

霜のいと白きも、また　さらでもいと寒きに、

火など急ぎおこして、

炭もて渡るもいとつきづきし。

昼になりて、ぬるくゆるびもていけば、

火桶の火も白き灰がちになりてわろし。

なりきり朗読のポイント

＊ 春、夏、秋、冬、情景を思い浮かべて音読してみましょう。

＊ 歌うように、音読しましょう。

＊ 知的な清少納言、おちゃめな清少納言、ちょっと乙女チックな清少納言、センチメンタルな清少納言、いろいろな清少納言になりきって音読してみましょう。

●旧字・旧仮名を現代表記に改めています。
●音読がしやすいように改行やスペースを加え、漢字や古文にふりがなをふっています。

初出一覧

  1. 怪人二十面相　　　『少年倶楽部』1月号　1936年（昭和11年）　大日本雄辯會講談社
  2. 手袋を買いに　　　『牛をつないだ椿の木』　1943年（昭和18年）　大和書店
  3. 菜穂子　　　　　　『文藝春秋』第12巻第10号　1934年（昭和9年）　文藝春秋社
  4. 夕靄の中　　　　　『キング』2月号　1952年（昭和27年）　大日本雄辯會講談社
  5. 三国志　　　　　　『三國志』巻の一　1940年（昭和15年）　大日本雄辯會講談社
  6. 坊っちゃん　　　　『ホトヽギス』第九巻第七号　1906年（明治39年）　ホトトギス社
  7. 杜子春　　　　　　『赤い鳥』7月号　1920年（大正9年）　赤い鳥社
  8. 走れメロス　　　　『新潮』5月号　1940年（昭和15年）　河出書房
  9. 高瀬舟　　　　　　『中央公論』1月・第1号　1916年（大正5年）　中央公論社
10. 源氏物語　　　　　『新訳源氏物語』　1912年（明治45年）　金尾文淵堂
11. 銀河鉄道の夜　　　『宮沢賢治全集』第三巻　1934（昭和9年）　文圃堂
12. 枕草子　　　　　　古典文学（平安時代中期）

Concluding Remarks

辰巳　寛（愛知学院大学健康科学部）

　皆さんは「音読」に対してどのようなイメージをお持ちですか？

　多くの方は、小学校の国語の授業などを思い浮かべるのではないでしょうか。クラスのみんなで教科書を輪読する際に、自分の順番がまわってくるまでの"ドキドキ感"は誰でも経験したことがありますね。なかには上手に読むことができなくて「音読」に対して嫌な思い出しかない方や、退屈でつまらないと感じる方も少なくないかもしれません。確かに、内容に興味が持てない本を無理矢理に読ませられることは大変な苦痛ですね。

　でも、ご安心ください！

　沼尾ひろ子さんが精力的にすすめられている「音読体操」とその考え方をまとめた本書『音読ブック』には、音読に苦手意識を持たれている方にとっても、音読を楽しみながら脳の働きを高めることができる工夫がたくさん散りばめられています。最近、物忘れが気になったり、お友達とおしゃべりする際に言葉がすぐに思い出せないといった経験はありませんか？　認知機能の衰えがご心配な方や、コミュニケーションに困難を感じる方にとって『音読ブック』は大いなる福音となる可能性があります。

　「音読」は知的な精神活動の代表格です。音読にはとても魅力的な力が秘められており、ヒトの心身機能にプラスの効果を及ぼすことが科学的に実証されています。脳の活動量を計測する特殊な機械（機能的MRI）を用いたいくつかの研究では、音読は大脳の広範囲な領域を活発に活動させることが確認されています[1] [2]。

　では、なぜ「音読」すると脳の全体が活性化するのでしょう。

　その謎を解き明かすためには、音読という「行為」について考えてみる必要がありそうです。

　皆さんは、音読する際、まず紙などに書かれている文字を見ますね。「文字を見る」という行為は、脳の一番後ろにある後頭葉の視覚野という部位が担います。次に、文字の意味を理解する段階（読解）では、語彙を含めたさまざまな情報が蓄えられている側頭葉から頭頂葉、さらには記憶や感情を司る大脳辺縁系（海馬、扁桃体）など、脳のさまざまな領域が深く関わります。そして、実際に声に出して読む行為の段階（発語）になると、前頭葉の運動野からの指令によって、呼吸器官や唇・舌などの複数の発声発語器官が協働し

て「読み」が実現されます。さらに、自分が読んだ文字が「正しく読めているか、間違っていないか」の判断をするために、側頭葉の聴覚野で自分の声（言葉）を聞き取って正誤判断の検証を行います。

このように「音読」は、ほぼ全ての大脳領域をフル活動させることで可能となる最高難度の作業なのです。学習療法で有名な川島隆太先生は「音読は脳の全身運動」[1]と比喩されておられます（とても分かり易い喩えですね）。

今回、沼尾ひろ子さんが上梓された『音読ブック』には、音読課題のほかに、呼吸や舌・顔面の運動などを楽しく系統的にできる「音読体操」が紹介されています。実は、この「音読体操」は、言語聴覚士の先生が病院や施設などの臨床現場で患者さんに対して行う発声発語器官の基礎運動プログラムに非常に似ています。音読体操をする際には、是非、各ページに紹介されているQRコードで動画をチェックしながら、沼尾さんの動きに合せて一緒に練習してください。

まずは2週間、「音読体操」を毎日やり続けてください。ご自分の心身機能に何かしらの良い変化を感じられるのではないかと思います。「継続は力なり」です。継続するには楽しくなければ続きません。変顔体操で沼尾さんの豊かな表情変化に大いに笑わせてもらいながら、是非、あなたの音読ライフを楽しんでください。

1）川島隆太. 本を読むだけで脳は若返る. PHP新書, 2023

2）Miura, N., Iwata, K., Watanabe, J., Sugiura, M., Akitsuki, Y., Sassa, Y., & Kawashima, R. (2003). Cortical activation during reading aloud of long sentences: fMRI study. *Neuroreport, 14*(12), 1563-1566.

アナウンサー沼尾ひろ子の認知症予防のための音読ブック
2024 年 9 月 10 日　初版第 1 刷　発行

著　者　沼尾ひろ子
発行者　鈴木峰貴
発行所　株式会社エスコアール　　千葉県木更津市畑沢 2-36-3
電　話　0438-30-3090　FAX　0438-30-3091
URL　https://escor.co.jp
印刷所　株式会社明正社

©Hiroko Numao 2024　ISBN：978-4-909375-15-5
落丁・乱丁本はエスコアールにてお取り替えいたします。
内容の一部または全てを許可無く複製・転載することを禁止します。
動画の視聴にかかる通信料金はお客様のご負担となります。
QR コードは株式会社デンソーウェーブの登録商標です。